Endlich schwanger!

DIE 15 BESTEN TIPPS, DAMIT IHR UNERFÜLLTER KINDERWUNSCH WAHR WIRD

WIR SIND SCHWANGER!

von Lena Hirschmann

1. Auflage

ISBN: 978-1093708882

Inhaltsverzeichnis

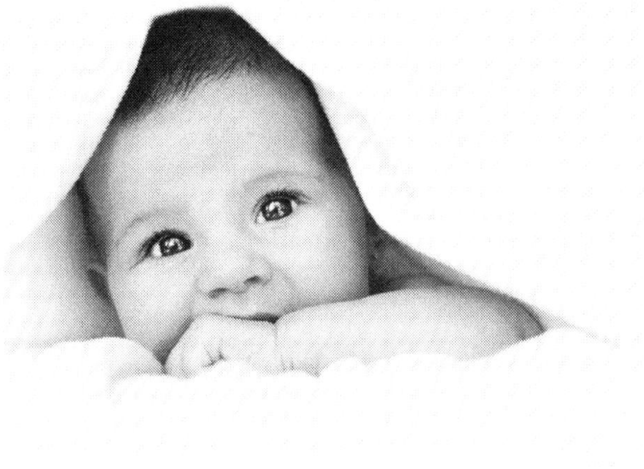

Einleitung

Sie spüren einen Kinderwunsch, wissen aber nicht, wie Sie möglichst schnell schwanger werden? Leider ist es so, dass viele über Monate oder gar Jahre hinwegversuchen, ein Baby zu bekommen – aber es funktioniert nicht. Wenn Sie jedoch einige Tipps und Tricks beachten, dann werden Sie mit Sicherheit schnell schwanger. Um welche Tipps es sich handelt, möchten wir Ihnen natürlich verraten.

Unter den 15 folgenden Tipps befinden sich auch einige, die sich der Mann zugute führen kann. Denn eines ist klar: Um einen gemeinsamen Kinderwunsch zu erfüllen, sollte das Paar gemeinsam daran arbeiten. Hier gilt eindeutig das Motto: Gemeinsam sind wir stark.

Tipp 1

Den weiblichen Zyklus beachten

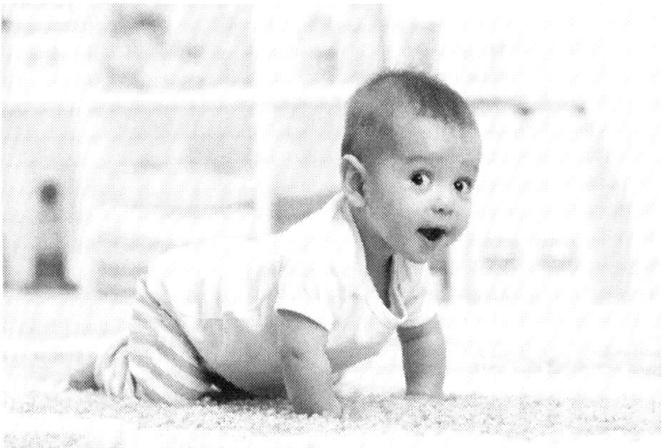

Eine Frau ist nur an einem einzigen Tag pro Monat empfängnisbereit. In der Regel lässt sich dieser Tag genau errechnen, sofern die Frau einen regelmäßigen

Zyklus hat. In diesem Fall löst sich 14 Tage nach dem letzten Tag der letzten Periode eine Eizelle und macht sich auf den Weg in den Eileiter. Hier wartet sie darauf, mit einem Spermium befruchtet zu werden. Allerdings müssen Sie beachten, dass es nur in einem Zeitraum von 12 bis 24 Stunden nach dem Eisprung zu einer Empfängnis kommen kann. Die positive Nachricht in diesem Zusammenhang lautet: Das Sperma kann bis zu fünf Tage im Körper der Frau überleben. Sollte innerhalb dieser fünf Tage ein Eisprung geschehen, so könnte eine Schwangerschaft ausgelöst werden. Allerdings ist hier zu beachten, dass die Spermien nur dann so lange überleben, wenn der Zervixschleim der Frau basisch ist und einen pH-Wert von 3,5 bis 5,5 hat. Diese Situation tritt erst kurz vor der fruchtbaren Zeit ein. Während der unfruchtbaren Zeit ist der pH-Wert sauer und hat einen Wert von 7,5. Das ist auch der Grund, weshalb dann keine Befruchtung stattfinden kann.

Nun möchten wir die oben beschriebene Situation an einem Beispiel verdeutlichen

Mal angenommen, Sie hatten am 30. August den letzten Tag Ihrer Periode. Dann wäre Ihr nächster Eisprung am 13. September. Bereits ab dem 8. September verändert sich der pH-Wert Ihres Zervixschleimes und stellt sich somit auf eine Empfängnis ein. Ab jetzt können die Spermien in Ihnen überleben und auf die Eizelle warten. Sobald der Eisprung vollzogen wurde, kann sich das Spermium in die Eizelle einnisten. Allerdings kann die Eizelle nur innerhalb von 12-24 Stunden das Spermium aufnehmen. Genau aus diesem Grund ist es wichtig, bereits die Tage vor dem Eisprung Geschlechtsverkehr zu haben, in der Hoffnung, dass die Spermien so lange überleben. Sollten Sie sich sicher sein, wann der Eisprung geschieht, dann können Sie natürlich auch kurz vorher oder gleich danach einen Liebesakt mit Ihrem Partner genießen. Beachten Sie hier aber, dass der Eisprung theoretisch auch um Mitternacht geschehen kann. Sollten Sie dann nicht bereits am Vormittag Geschlechtsverkehr haben, so sinken die Chancen. Daher ist es so wichtig, dass Sie die Tage vor dem Eisprung nutzen. Je öfter Sie hier die Chance nutzen, umso höher fällt die Wahrscheinlichkeit aus, dass es klappt. Denn Ihr Körper sortiert die Spermien aus, die es bis zur Eizelle schaffen dürfen. In einem Samenerguss befinden sich mehrere Millionen Spermien und nur ein paar Hundert legen einen Teil des weiteren Weges zurück. Und am Ende bleibt nur ein einziges übrig, dass ein Baby entstehen lässt.

Sie haben einen unregelmäßigen Zyklus? Auch hier gibt es Möglichkeiten, den Zeitpunkt des Eisprunges zu erkennen: Ein paar Tage vor dem Eisprung verflüssigt sich der Zervixschleim und viele Frauen spüren direkt, wenn der Eisprung geschieht: Dann erleben sie leichte Schmerzen im Unterleib – entweder rechts oder links. Aber auch der Muttermund öffnet sich und wird weich. Wenn Sie den Zustand Ihres Muttermundes kennen, so könnten Sie die Veränderung ertasten. Das Messen der Basaltemperatur hingegen gilt als veraltet und sollte nicht als sicheres Zeichen herangezogen werden.

TIPP 2

Die perfekte Sexstellung

Geschlechtsverkehr soll natürlich Spaß machen. Und auch beim Kinderwunsch soll keine Stellung erzwungen werden, die entweder dem Mann oder der Frau nicht gefallen. Somit ist klar, dass Sie sich immer nur für die Stellung entscheiden sollten, die Ihnen Spaß macht. Trotzdem möchten wir Ihnen ein paar Stellungen erklären, die eine Empfängnis erhöhen können. Und wer weiß, vielleicht gefällt Ihnen die eine oder andere Stellung sogar besser und ernennen diese ab sofort zu Ihrer Lieblingsstellung?

Gehen wir bezüglich der ersten Stellung ein bisschen in die Vergangenheit zurück. Wissen Sie, warum die Menschen früher so viele Kinder hatten? Nun, einerseits mag es an den fehlenden Verhütungsmethoden gelegen haben. Andererseits kannten die meisten von ihnen nur eine Stellung und zwar die Missionarsstellung. Mit Sicherheit wissen Sie, von welcher Stellung wir reden: Die Frau liegt auf dem Rücken und der Mann auf ihr. Dies ist die klassische Stellung, die früher gerne praktiziert wurde und in der Tat die Chance auf eine Empfängnis erhöhen soll. Heben Sie danach noch die Beine in die Höhe oder legen Sie den Oberkörper ein Stück weit nach hinten-unten, dann erleichtern Sie den Spermien den Weg in die Eileiter.

Die zweite beliebte Stellung, die zu einer Empfängnis führt, lautet: Von hinten. Wie Sie hier im Detail vorgehen, bleibt Ihnen überlassen. Diese Stellung funktioniert vor allem bei Frauen, bei denen die Gebärmutter etwas verlagert ist. Wichtig ist hier, dass der Penis tatsächlich weit genug eindringen kann.

Logischerweise ist die Stellung in dem Moment wichtig, in dem die Ejakulation ausgeführt wird. Das bedeutet: Sie müssen nicht schon Minuten vorher die oben genannten Stellungen ausüben, wenn Sie diese gar nicht mögen. Nutzen Sie aber die Chance beim Höhepunkt.

Wichtig ist zudem, dass Sie nach dem Geschlechtsverkehr nicht sofort wieder aufstehen. Bleiben Sie ein paar Minuten ruhig liegen, entspannen Sie sich und lassen Sie der Natur ihren freien Lauf, den sie benötigt.

Denken Sie auch immer daran, dass Sie nicht mit Stress und Druck an die Sache herangehen. Genießen Sie weiterhin den Geschlechtsakt so, als wenn Sie nicht schwanger werden möchten. Er soll nach wie vor Spaß machen und nicht nur dem einen großartigen Zweck unterliegen.

Tipp 3

Verzichten Sie auf Gleitmittel

Sie verwenden Gleitmittel? Tun Sie sich beim Kinderwunsch selbst den Gefallen und verzichten Sie darauf. Warum Sie das tun sollten, besitzt einen zweifachen Grund:

Einige Gleitmittel sind in der Lage, die Spermien aufzuhalten oder gar abzutöten. Diese Mittel fungieren somit sogar teilweise als Verhütungsmittel. Zudem unterbinden Sie mit diesen Mitteln das natürliche Verhalten in Ihrer Scheide: Kleinste Flimmerhärchen befördern die Spermien weiter. Denn obwohl sich die Spermien allein fortbewegen können, benötigen Sie die

Unterstützung dieser Härchen. Ein Gleitmittel legt sich an den Rand der Scheide und verhindert die Arbeit dieser kleinen Härchen.

Der zweite Grund: Überlegen Sie, weshalb Sie Gleitmittel benötigen. Natürlich flutscht damit alles viel besser. Das Grundproblem lösen Sie hiermit aber nicht, Sie bekämpfen lediglich die Symptome. Denn Fakt ist, dass Ihr Körper beim Geschlechtsverkehr die nötige Flüssigkeit selber bilden sollte. Sind Sie daher zu trocken, so liegt immer ein Grund vor. Ergründen Sie bitte dieses Problem. Haben Sie keinen Spaß beim Geschlechtsverkehr? Oder haben Sie Schmerzen? Es gibt leider immer einen Grund, warum nicht ausreichend Flüssigkeit gebildet wird. Und dieser Grund könnte verhindern, dass Sie schwanger werden. Im Normalfall bildet sich die Feuchtigkeit bereits beim Vorspiel. Sollte dies bei Ihnen nicht der Fall sein, so sollten Sie sich von einem Arzt untersuchen lassen. Vielleicht haben Sie Defizite im Hormonhaushalt oder eine andere körperliche Erkrankung. Wie bereits gesagt, sollten Sie dies unbedingt untersuchen lassen, da diese Grunderkrankung der Grund sein könnte, dass Sie nicht schwanger werden.

Liegt es lediglich am fehlenden Spaß, so könnte es sein, dass Sie sich zu viel Druck machen. Auch dies steht einem Kinderwunsch negativ entgegen. Aber hierauf kommen wir später nochmal zurück.

Tipp 4

Rechtzeitig die Pille absetzen

Natürlich kann der Babywunsch nicht erfüllt werden, wenn Sie verhüten. Aber: Sie müssen Ihrem Körper ausreichend Zeit lassen, nachdem Sie die Pille abgesetzt haben.

Auch hierfür gibt es wieder mehrere Gründe

Die Pille hat eindeutig in Ihren Hormonhaushalt eingegriffen. Das bedeutet, dass Sie Ihrem Körper nach dem Absetzen der Pille genug Zeit lassen sollten, um wieder zu einem „normalen" Hormonhaushalt zurückzukommen. Jeder Körper benötigt hierfür eine unterschiedlich lange Zeit. Aber: Sollten Sie zu schnell schwanger werden und Ihr Hormonhaushalt ist nicht wieder wie vor der Einnahme der Pille, dann könnte es unter Umständen zu Problemen während der Schwangerschaft kommen. Leider kam es in der Vergangenheit in diesen Fällen öfter zu einer Fehlgeburt. Um das zu vermeiden, sollten Sie erst dann eine Schwangerschaft riskieren, wenn Sie wieder einen regelmäßigen Zyklus haben. Dann ist es relativ sicher, dass Ihre Hormone eine Schwangerschaft positiv verlaufen lassen und auch eine Einnistung gewähren.

Andererseits verändert die Pille Ihren Gebärmutterschleim. Wie wir im Tipp Nummer 3 bereits angesprochen haben, benötigen die Spermien einen basischen Zervixschleim und einen perfekten Wert. Sollte beides nicht stimmen, können Sie nicht schwanger werden. Nach dem Absetzen der Pille benötigt Ihr Körper hier ebenfalls Zeit, um einen günstigen Zervixschleim herzustellen.

Die positive Nachricht lautet: Die meisten Frauen werden nach dem Absetzen der Pille innerhalb eines Jahres schwanger. Sollten Sie mit einer Spirale verhütet haben, so gelten die gleichen Regeln und Sie sollten Ihren Körper etwas Ruhe schenken, damit sich dieser auf eine mögliche Schwangerschaft einstellen kann.

Tipp 5

Verhalten vor und nach dem Geschlechtsverkehr

So unglaublich es nun klingen mag: Wenn Sie nach dem Geschlechtsverkehr sofort auf die Toilette gehen, dann könnten einige Spermien herausgeschwemmt werden. Daher wäre es besser, vorher auf die Toilette zu gehen, damit Sie nach dem Spaß im Bett noch eine Weile liegen bleiben können. Stehen Sie keinesfalls sofort danach auf und holen Sie sich etwas zum Trinken oder erledigen Sie etwas anderes. Die Spermien sollten nun nicht bei ihrer Arbeit gestört werden, den Weg zum Eileiter zu finden. Darauf können Sie erheblichen Einfluss nehmen, wenn Sie danach liegen bleiben

TIPP 6

Druck ist ein natürliches Verhütungsmittel

Dass die Psyche und der Körper ständig in Verbindung zueinanderstehen, ist kein Geheimwissen. Allerdings wird diese Tatsache oft unterschätzt, wenn ein Kinderwunsch vorhanden ist. In diesem Fall wird oft mit „Zwang" der Geschlechtsverkehr ausgeübt, weil die Frau gerade im Moment ihre fruchtbare Zeit hat. Solch ein Druck kann sich jedoch negativ auf den gesamten Organismus auswirken und die Einnistung einer Schwangerschaft sogar unterbinden.

In diesem Zusammenhang müssen weitere Faktoren beachtet werden: Wenn der Geschlechtsakt nicht auf Spaß beruht, sondern zur Pflicht wird, dann stört dies auch den Zervixschleim. Dieser bildet dann womöglich nicht den perfekten pH-Wert.

Ebenso wirkt sich der Stress und Druck auf den Hormonhaushalt aus und verändert diesen so, dass sich keine Schwangerschaft einnisten kann. Daher: Alles mit Ruhe angehen und lieber mal den Moment genießen, als die fruchtbaren Tage zu beachten. Zumal diese Tage durch Stress verschoben werden könnten.

Tipp 7

Jeglichen Stress vermeiden

Nicht nur der Stress oder Druck beim Geschlechtsverkehr sollte vermieden werden. Generell gilt, dass sich jeder Stress negativ auf einen Kinderwunsch auswirkt. Seit Beginn der Menschheit verhindert der eigene Körper das Einnisten, wenn sich die Frau gerade in einer stressigen Zeit befindet. Viele Wissenschaftler begründen das mit dem netten Kommentar: Der Körper denkt, dass die Familie gar keine Zeit für ein Kind hat, wenn momentan Stress vorliegt. Und diese Begründung mag in der Tat richtig sein: Wenn Sie gerade beruflich sehr im Stress sind, dann hätten Sie tatsächlich keine Zeit für ein Kind.

Schließlich ist das Aufziehen eines Kindes ein 24-Stunden-Job – ein zweiter Job, mit dem Sie Geld verdienen können, hat daneben keinen Platz mehr.

Im gleichen Maße wirkt sich psychischer Stress negativ auf die Empfängnis aus. Bedenken Sie, dass auch finanzielle Schwierigkeiten eine Schwangerschaft verhindern können. Ihr Körper und Ihre Seele sind dann einfach nicht bereit für eine Schwangerschaft.

Gleiches gilt im Übrigen auch für den Mann: Stress wirkt sich auf die Produktion der Spermien aus und wir wissen ja bereits, dass eine bestimmte Konzentration vorhanden sein muss, damit überhaupt eine Eizelle befruchtet werden kann.

Unser Tipp

Gehen Sie in sich, wenn Sie einen Kinderwunsch hegen. Überlegen Sie objektiv, ob denn wirklich alle Lebensbereiche im Lot sind. Jede noch so kleine Abweichung kann bei Ihnen eine Schwangerschaft verhindern. Sobald Sie auch nur einen kleinen Funken Bedenken hegen, ob der richtige Zeitpunkt für ein Baby vorhanden ist, sollten Sie den Wunsch beiseitelegen und später erneut aufgreifen. Besonders wichtig für Sie als Frau ist die Tatsache, dass Sie sich in Ihrer Beziehung zu Ihrem Partner geborgen fühlen und wissen, dass auch Ihr Partner ein Baby möchte. Sie dürfen in keinster Weise Angst vor der Zukunft haben. Haben Sie Sorgen, dass die Beziehung hält oder dass Sie ausreichend finanzielle Rücklagen besitzen, so verlagern Sie die Erfüllung des Wunsches. Damit tun Sie nicht nur sich selbst einen Gefallen, indem der Druck nach einem Baby wegfällt. Sie sorgen dafür, dass Ihr Baby mit Sicherheit in einer intakten Familie aufwächst. Betrachtet man die hohe Rate der getrenntlebenden Eltern, so kann einem hier schon angst und bange werden. Diese Tatsachen können ebenfalls zu einer inneren Unsicherheit führen.

Treffen Sie am besten jetzt schon Verabredungen mit Ihren Verwandten, die für Sie Babysitten oder im Notfall schnell einspringen können. Das bietet Ihnen einen hohen Grad an Sicherheit. Mit dieser Sicherheit im Hintergrund können Sie den Babywunsch ganz entspannt angehen. Informieren Sie sich auch über staatliche Hilfe – für alle Fälle. Vertreiben Sie den Gedanken, dass Sie eventuell auf sich allein gestellt sind, wenn Ihr Partner Sie verlässt. Seien Sie sicher, dass der Staat Sie auch als Alleinerziehende nicht alleine lässt.

Tipp 8

Sport in Maßen

Nur ein gesunder und fitter Körper wird schwanger. Was bedeutet das für Sie? Ganz einfach: Sobald Sie einen Kinderwunsch haben, sollten Sie Sport treiben. Gehen Sie öfter in die Natur zum Joggen, Wandern oder unternehmen Sie einen längeren Spaziergang. Ebenso sinnvoll sind Schwimmen, Yoga oder Tennis. Treiben Sie jedoch keinen Extremsport und vermeiden Sie harte, körperliche Arbeit. Beides könnte im schlimmsten Fall sogar eine Schwangerschaft verhindern. Ein ruhiger, regelmäßiger Sport hingegen kurbelt den Kreislauf an und verringert einen eventuell vorhandenen Stress. All dies führt zu einer ausgeglichenen Seele und zu einem gesunden Körper. Denn eines ist klar: Auch Ihr Körper weiß ganz genau, wann der Zeitpunkt reif für ein Baby ist. Schließlich muss es gesund und kräftig heranwachsen – in Ihrem Körper. Das wird nur dann erreicht, wenn Sie gesund sind. Aus diesem Grund folgen zu diesem Thema weitere Tricks.

Tipp 9

Ausreichend Schlafen

Schlafentzug gilt als Folter – extrem betrachtet. Nun gehen wir nicht davon aus, dass Sie gar nicht mehr schlafen. Wichtig im Zusammenhang mit dem Kinderwunsch ist jedoch eine ausreichende Menge Schlaf, die regelmäßig genossen wird. Der Fokus liegt hier eindeutig auf regelmäßig: Wenn Sie am Wochenende gerne nachts weggehen und dadurch nur noch fünf Stunden pro Nacht schlafen, so mag es Ihnen und Ihrem Körper reichen, wenn Sie die nächsten zwei Tage früher ins Bett gehen. Sie holen dann den fehlenden Schlaf nach. Diese Regel gilt aber nicht, wenn Sie schwanger werden möchten. Dann heißt: Jeden Tag ausreichend schlafen.

Die Frage lautet nun: Warum ist der regelmäßige Schlaf so wichtig, wenn es dem eigenen Körper scheinbar reicht, wenn der Schlaf immer wieder nachgeholt wird? Ganz einfach: Nur der regelmäßige, gesunde und ausreichend lange Schlaf hält den Hormonhaushalt im Gleichgewicht.

Bitte beachten Sie die Begriffe:

- regelmäßig
- gesund
- ausreichend lange

Regelmäßig bedeutet in diesem Zusammenhang, dass Sie täglich eine gleichbleibende Anzahl an Stunden schlafen. Natürlich akzeptiert Ihr Körper Abweichungen von einer halben oder gar einer Stunde. Mehr sollte es aber doch nicht sein. Regelmäßig bezieht sich jedoch auch auf die Schlafenszeiten: Wer in Schicht arbeitet und somit manchmal in der Nacht und manchmal am Tag schläft, der bringt seinen Hormonhaushalt ebenfalls durcheinander. Wichtig ist auch der Zeitpunkt des Einschlafens: Der beste Schlaf ist vor Mitternacht. Versuchen Sie daher, immer um die gleiche Zeit ins Bett zu gehen, am sinnvollsten gegen 22 Uhr. Dann wird auch gewährleistet, dass Sie immer zur gleichen Zeit aufstehen. Denn auch darin kann sich ein Fehler verbergen: Wenn Sie das Wochenende genießen und anstatt um acht Uhr erst um elf Uhr aufstehen, dann verlangen Sie Ihrem Körper sehr viel ab.

Gesunder Schlaf: Einen gesunden Schlaf erkennen Sie daran, dass Sie sich am nächsten Tag ausgeruht fühlen. Haben Sie hingegen das Gefühl, müde oder ausgelaugt zu sein, dann haben Sie nicht gut geschlafen. Einen tiefen und gesunden Schlaf können Sie fördern, indem Sie vor dem Hinlegen frische Luft ins Schlafzimmer lassen. Ebenso sollten Sie niemals beim Fernsehen einschlafen. Ihren Geist können Sie beruhigen, indem Sie bereits im Bett liegend ein nettes Buch lesen – keinesfalls einen Krimi oder ein anderes aufwühlendes Thema.

Spätes Essen vor dem Schlafen kann ebenfalls den Schlaf stören. Leiden Sie unter Ein- oder Durchschlafschwierigkeiten? Dann ergründen Sie diese und versuchen Sie, diese in den Griff zu bekommen. Ein erholsamer, gesunder und regelmäßiger Schlaf fördert die Schwangerschaft.

Tipp 10

Genussmittel streichen

In Deutschland liegt der Verzehr von Kaffee bei 0,4 Litern pro Tag. Hört sich nicht viel an? Beachten Sie, dass diese Menge tatsächlich pro Kopf gilt. Das bedeutet: Jedes Kind, jeder Jugendliche und jeder Erwachsene, der keinen Kaffee trinkt, taucht in dieser Statistik als Kopf auf. Rechnet man die Mengen dieser Menschen auf die übrige Bevölkerung um, dann wird klar: Der Kaffeegenuss pro Kopf liegt wesentlich höher. Und leider wirkt sich das beliebte Getränk negativ auf einen Kinderwunsch aus. Daher sollte der Kaffee bereits jetzt reduziert werden und nicht erst während der Schwangerschaft. Experten zufolge soll die Frau maximal zwei Tassen am Tag trinken. Nur dann beeinflusst der Kaffee nicht mehr den Hormonhaushalt.

Zu den klassischen Genussmitteln zählen auch Alkohol, Nikotin und schwarzer Tee. Auf all das sollte nach Möglichkeit verzichtet oder zumindest entsprechend reduziert werden. Allerdings gilt diese Regel nicht nur für die Frau, sondern auch für den Mann: Nikotin und Alkohol hat einen negativen Einfluss auf die Produktion der Spermien. Und was nutzt die beste Gesundheit der Frau, wenn der männliche Part unzureichend vorhanden ist?

Tipp 11

Finger weg von chemischen Kosmetika

Wussten Sie schon, dass sich in Putzmitteln und in Kosmetika Weichmacher befinden können? Generell kennt man diesen Stoff beispielsweise in Spielzeug oder in anderen Produkten, die aus Plastik bestehen. Und: Jeder weiß, wie schädlich dieser Stoff ist, weshalb alle Eltern darauf hingewiesen werden, nur ja kein Spielzeug mit Weichmacher zu kaufen. Dieser schadet der Gesundheit des Nachwuchses. Was die meisten jedoch nicht wissen: Weichmacher können sogar daran schuld sein, wenn Sie als Frau nicht schwanger werden. Eine

Studie beweist, dass die Chance, schwanger zu werden, um bis zu 20 Prozent sinken kann, wenn: Sie zu viel Weichmacher in Ihrem täglichen Leben haben. Das könnte nun bedeuten, dass er sich im Putzmittel oder sogar in Kosmetik befindet. Daher: Lesen Sie ab sofort die Inhaltsstoffe durch, bevor Sie Putzmittel oder Kosmetik kaufen.

Tipp 12

Täglich die Zahnbürste schwingen

So seltsam sich dieser Tipp nun anhört, so gut funktioniert er: Zähne putzen ist besonders wichtig, wenn Sie schwanger werden möchten. Putzen Sie mindestens zweimal am Tag sehr gründlich die Zähne und gehen Sie vor allem regelmäßig zum Zahnarzt. Denn eine Studie besagt, dass Parodontose die erfreuliche Nachricht, dass Sie schwanger sind, für lange Zeit verhindert. Fangen Sie am besten noch heute an, Ihren Zähnen viel Zeit zu widmen. Sie sind viel wichtiger, als man allgemein denkt.

Nun ist es so, dass der Großteil der Bevölkerung Amalgam in den Zähnen hat. Das liegt daran, dass früher ausschließlich dieses Material zum Stopfen der Löcher verwendet wurde. Doch leider kann Amalgam die Chance auf eine Schwangerschaft verringern. Wenn Sie es finanziell und auch nervlich durchstehen, könnten Sie das Amalgam entfernen und durch moderne Füllungen ersetzen lassen.

TIPP 13

Das perfekte Gewicht nimmt einen großen Einfluss

In Bezug auf das Gewicht könnte man sich die Haare raufen: Sie sollen weder zu wenig, noch zu viel wiegen. Hier trifft man schon wieder auf das unbeliebte Thema mit dem Idealgewicht. Aber leider ist es eine Tatsache, dass sowohl Übergewichtige als auch Untergewichtige Probleme haben, schwanger zu werden. Womöglich hängt dies wieder mit der menschlichen Natur zusammen - ähnlich dem Thema Stress. Vielleicht weiß unser Unterbewusstsein, dass die Gesundheit des Körpers nicht zum Besten steht, wenn das Gewicht nicht stimmt? Im

Allgemeinen könnte vermutet werden, dass die tägliche Vitamin- und Mineralstoffzufuhr nicht stimmt, wenn das Gewicht nicht stimmt. Manchmal mag das sogar zutreffen: Übergewichtige essen womöglich zu viele Lebensmittel, in denen zu viel Fett und Kohlehydrate vorhanden sind. Oft hat man hier den Eindruck, dass Obst und Gemüse keinen Platz im täglichen Speiseplan hat. Und Untergewichte? Hier könnte vermutet werden, dass sie nur Obst und Gemüse essen, dafür aber zu wenig Fleisch und somit eine zu geringe Menge an Vitamin B. Doch so einfach ist diese Angelegenheit gar nicht. Einige Krankheiten könnten schuld daran sein, dass das Körpergewicht nicht im Idealbereich liegt, auch wenn die Ernährung stimmt. In allen vorgenannten Fällen sollten Sie bereits bei Eintreten des Kinderwunsches Ihr Körpergewicht in die Nähe eines Idealgewichtes lenken. Sie wissen nicht, wie dieses lautet. Hier eine einfache

Formel

Multiplizieren Sie Ihre Größe mit Ihrer Größe, zum Beispiel 1,68 m x 1,68 m, dies ergibt den Faktor 2,8224. Nun dividieren Sie Ihr Gewicht durch dieses Ergebnis. Beispiel: Sie wiegen 80 Kilogramm, dann rechnen Sie 80/2,8224 = 28,34. Somit hätten Sie Übergewicht, denn der normale BMI bewegt sich zwischen 18,5 und 24. Unter 18,5 läge Untergewicht vor und ab einem BMI ab 30 sogar die gefährliche Krankheit Adipositas.

Das Idealgewicht erreichen Sie entweder durch sportliche Betätigung oder durch eine gesunde Ernährung. Letztere spielt im Zusammenhang mit dem Kinderwunsch eine besonders große Rolle. Aus diesem Grund haben wir diesem Thema ein separates Kapital gewidmet.

Worauf Sie in Bezug auf das Abnehmen und Kinderwunsch achten sollten: Reduzieren Sie das Gewicht nicht mit einer Radikalkur. Sonst entziehen Sie Ihrem Körper zu viele Nährstoffe, die er jedoch für das Ungeborene benötigt. Ganz davon abgesehen, dass auch Sie weiterhin gesund bleiben sollten.

Tipp 14

Auch der Mann sollte einiges beachten

Nicht nur für den Kinderwunsch, sondern für das Erfüllen dieses Wunsches sind zwei Personen nötig: Der Mann und die Frau. Und wie es im Leben so ist, muss auch der Mann einiges dazu beitragen, dass der Kinderwunsch möglichst schnell erfüllt werden kann.

Um was es sich hier handelt, erfahren Sie jetzt

Keine Zigaretten: Nikotin wirkt sich nicht nur negativ auf den Körper der Frau aus und verhindert dort das Einnisten der Eizelle. Auch beim Mann lässt sich immer wieder feststellen, dass durch Nikotin die Fruchtbarkeit sinkt. Warum? Ganz einfach: Die Qualität des Spermas wird hier negativ beeinflusst.

Gleiches gilt für Alkohol. Daher sollte rechtzeitig darauf verzichtet werden oder diesen Genuss zumindest entschieden verringern.

Interessanterweise wirkt sich Stress ebenfalls negativ auf die Produktion der Spermien aus – im Extremfall könnte es sogar zu einem Stillstand bei der Produktion kommen. Über den folgenden Tipp werden sich daher alle Männer freuen: Viele Ruhepausen einlegen, weder im Beruf noch im privaten Leben Stress akzeptieren. Gleichen Sie diesen mit viel Freizeit und eventuell mit Meditation aus.

Womit Sie den Stress jedoch nicht ausgleichen können ist die Sauna. Sobald Sie sich als Paar einig sind, dass Sie Kinder haben möchten, sollten Sie keine Sauna mehr besuchen. Allgemein gilt: Hitze vermeiden. Daher den nächsten Urlaub in die Karibik oder auf die Malediven streichen.

Und so bequem enge Unterhosen oder Shorts auch sein mögen: Ab dem Ziel, eine Familie zu gründen, sind diese Kleidungsstücke tabu.

Im nächsten Kapitel behandeln wir das Thema Ernährung. Bis auf wenige Ausnahmen gilt dieses Kapital auch für den Mann.

Tipp 15

Gesunde Ernährung

Eine ausgewogene Ernährung mit allen wichtigen Bausteinen ist nicht nur bei der Gründung einer Familie wichtig. Jeder Mensch sollte sich nach Möglichkeit gesund ernähren und auf Genussmittel so gut es geht verzichten. Leider ist der Griff nach der Nervennahrung Schokolade heute wichtiger denn je. Schließlich muss man stressige Zeiten irgendwie überstehen. Trotz alledem sollten die nachstehenden Fakten beachtet werden.

Dass die Frau während der Schwangerschaft Folsäure einnehmen muss, weiß so gut wie jeder. Diese

Tatsache ist mittlerweile auch bei den Männern angekommen. Was jedoch die meisten nicht wissen: Sie sollten bereits Monate vorher mit der Einnahme von Folsäure beginnen. Das führt dazu, dass Sie dann zu Beginn der Schwangerschaft genug Folsäure im Körper haben und so Ihr Baby gesund im Bauch wachsen kann. Der Fötus benötigt besonders zu Beginn der Schwangerschaft viel Folsäure, damit sich dessen Nervensystem ausbilden kann. Hiermit kann das Risiko eines offenen Rückens (Spina bifida) reduziert werden. Experten raten dazu, pro Tag 400 Mikrogramm Folsäure in Tablettenform zu sich zu nehmen - zusätzlich zu einer Folsäurereichen Ernährung. Worin befindet sich Folsäure? Zum Beispiel im Spinat, im Ei, Linsen, Brokkoli und in der Leber.

Jod ist für die gesunde Entwicklung des Ungeborenen ebenso existentiell wie Folsäure. Daher sollten Sie einige Monate vor einer geplanten Schwangerschaft Jod einnehmen.

Achten Sie darauf, viel Gemüse und Obst zu verzehren. Gestalten Sie hier absichtlich eine Abwechslung, damit Sie in der Tat von jedem Vitamin und Mineralstoff eine ausreichende Menge zu sich nehmen. Gehen Sie hierbei bewusst unbekannte Wege und probieren Sie Lebensmittel, die Sie bisher noch nie verzehrt haben. Mit dieser Einstellung bieten Sie auch Ihrem Kind künftig eine gesunde Ernährung. Sollten Sie sich unsicher sein, dass Sie genug Vitamine mit der Nahrung zu sich nehmen, so können Sie alternativ zu Nahrungsergänzungsmitteln greifen. Diese liefern zugleich den Vorteil, dass die Inhaltsstoffe so miteinander kombiniert werden, dass der Körper Sie auch wirklich aufnehmen kann. Denn leider benötigt der menschliche Körper oft einen anderen Stoff, um die zugeführten Vitamine oder Mineralstoffe speichern zu können.

Welche Vitamine und Mineralstoffe sind entscheidend, um die Fruchtbarkeit zu erhöhen? Um welche es sich im Detail handelt und worin Sie enthalten sind, erfahren Sie über die nachstehende Tabelle:

Vitamin/Mineralstoff	Nahrungsmittel
Eisen	Spinat, Weizenkleie, Leber, Kürbiskerne
Vitamin C	Paprika, Zitrusfrüchte, Tomaten, Kartoffeln
Vitamin B	Vollkornprodukte, Fleisch
Vitamin E	Mandeln, Mango, Nüsse
Omega-3-Fettsäuren	Die meisten Fischsorten
Selen	Pilze, Knoblauch, Sonnenblumenkerne, Vollkornprodukte, Hülsenfrüchte

Mangan	Spinat, Getreide, Nüsse, die meisten Obstsorten (vorrangig Beeren)
Zink	Fleisch, Fisch, Eier, Käse, Vollkorn
Kalzium	Alle Milchprodukte

Zink und Mangan ist unter anderem für die Bildung eigener Hormone zuständig. Wie Sie mittlerweile wissen, verhindert eine Störung im Hormonhaushalt die Schwangerschaft. Daher sollten Sie zwingend die oben genannten Nahrungsmittel, in denen diese beiden Stoffe enthalten sind, in Ihren Speiseplan aufnehmen.

Studien zufolge verbraucht eine hormonelle Verhütungsart (z. B. die Pille) eine große Menge an Vitamin C, Vitamin B12 und Folsäure. Daher sollten Sie die Mengen dieser Stoffe erhöhen, sobald Sie mit dem Gedanken „Ich will ein Baby" spielen.

Gynäkologen raten dazu, sich möglichst fettarm und vor allen ohne Fleisch zu ernähren. Zwar befindet sich im Fleisch das wichtige Vitamin B, aber dieses können Sie im Rahmen von Tabletten zu sich nehmen. Vom Fleisch wird deshalb abgeraten, weil die Tiere in der Regel mit Hormonen behandelt werden. Und diese Hormone wirken sich meist auf den menschlichen Hormonhaushalt aus und können so nicht nur den Zyklus, sondern die Fruchtbarkeit beeinflussen. Es sei denn, Sie wissen, welcher Bauer ohne Hormone füttert. Dann dürfen Sie natürlich dessen Fleischerzeugnisse kaufen.

Wie Sie erkennen, führt eine abwechslungsreiche Ernährung automatisch dazu, dass Sie die meisten Vitamine und Mineralstoffe erhalten, die für eine positive Schwangerschaft wichtig sind. Es soll jedoch auch noch Lebensmittel geben, die direkt die Fruchtbarkeit beeinflussen sollen:

L-Carnitin und Q10 erhöhen die Fruchtbarkeit. Dies geschieht deshalb, weil diese beiden Stoffe die Reifung von Eizellen anregen. Ähnlich verhält es sich mit den Omega-3-Fettsäuren. In welchen Lebensmitteln letztere enthalten sind, wissen Sie bereits. Doch wie können Sie L-Carnitin und Q10 einnehmen? Dieses befindet sich in Fleisch, Milchprodukten und in Fisch. In pflanzlichen Erzeugnissen liegt L-Carnitin gar nicht vor, Q10 in verschwindend geringen Mengen.

So könnte Ihr neuer Speiseplan aussehen

Nachdem eine gesunde Ernährung nicht nur für die Frau, sondern auch für den Mann wichtig ist, möchten wir ein paar praktische Beispiele nennen:

Verzichten Sie beim Frühstück auf Weißbrot und greifen Sie stattdessen zu Vollkornbrot. Als Belag käme Lachs, Käse mit Tomaten oder ein Fruchtquarkaufstrich infrage. Als Abschluss noch ein kleiner Joghurt oder einen Apfel.

Für den kleinen Hunger zwischendurch empfehlen wir jede Obst- oder Gemüsesorte. Natürlich hängt die Wahl vom persönlichen Umstand ab: Einen Apfel können Sie während der Arbeit verzehren, während ein liebevoll angerichteter Salat mit Ruhe in der Mittagspause genossen werden darf.

Um den Eisenbedarf zu decken, könnten Sie zu Spinat greifen: Zaubern Sie eine Spinat- oder Gemüselasagne oder die einfache, aber trotzdem leckere Speise Salzkartoffeln mit Spinat und gekochtem Ei.

Mindestens zweimal die Woche sollten Sie anstelle vom Fleisch Fisch verzehren. Sie mögen Fisch nicht wirklich? Sie könnten ihn in Form eines Auflaufs zubereiten, mit viel Gemüse. Dann schmeckt er nicht mehr nach Fisch, ist aber ebenso gesund. Oder Sie kochen Nudeln mit Sahne-Lachs-Soße.

Beim Abendessen könnten Sie eine kalte Platte aus Eiern, Tomaten, Paprika, Käse, kaltem Braten und Kräuterquark kreieren. Als Nachspeise eine Banane.

Beim spannenden Krimi lieber auf Chips verzichten und stattdessen ein paar Nüsse knacken.

Zusammenfassung

Wir haben alle 15 Tipps, um den eigenen Kinderwunsch zu erfüllen, ausführlich beschrieben. Nun wird es Zeit für eine kleine Zusammenfassung, in der Sie immer wieder stöbern können:

- Stellen Sie Ihre Ernährung um. Viel Obst, Gemüse, Milchprodukte, Fisch und hin und wieder Fleisch sollten auf dem Speiseplan stehen. Wenn Sie unsicher sind, dass Sie ausreichend Vitamine und Mineralstoffe zu sich nehmen, dürfen Sie auch zu Nahrungsergänzungsmitteln greifen.

- Besonders wichtig ist die Zufuhr von Folsäure, Jod, Zink, Mangan, Vitamin C, Vitamin B12, L-Carnitin und Q10.

- Verzichten Sie weitgehend auf Kaffee und schwarzen Tee. Komplett verzichten sollten Sie auf Alkohol und Nikotin.

- Treiben Sie leichten Sport. Extremsport ist nicht zu empfehlen. Halten Sie jedoch mit leichter Bewegung Ihren Kreislauf in Schwung und halten Sie den Körper fit.

- Die perfekte Sexstellung wählen. Natürlich sollten Sie keine unliebsamen Stellungen ausführen, die Ihnen keinen Spaß machen. Trotzdem gibt es die eine oder andere Stellung, mit der Sie die Chance auf eine Schwangerschaft erhöhen können. Achten Sie darauf, keinen Druck oder Stress auszuüben. Letzterer sollte grundsätzlich vermieden werden, auch in der Arbeit oder im privaten Bereich.

- Über- und Untergewicht kann eine Schwangerschaft verhindern oder zumindest erschweren.

- Rechtzeitig die Pille absetzen und den eigenen Zyklus beachten. Die Frau ist nur an einem Tag pro Monat, und zwar in einem Zeitraum von 12 bis 24 Stunden fruchtbar – aber: Die Spermien leben bis zu 5 Tage.

- Der Mann sollte weder in die Sauna gehen, noch übermäßige Hitze genießen. Enge Hosen sind ebenfalls tabu. All dies wirkt sich negativ auf die Produktion der Spermien aus.

- Gesunde Zähne und ausreichend Schlaf erhöhen die Chance, schwanger zu werden.

Im Grund genommen ist es sehr einfach, schwanger zu werden, wenn Sie die oben beschriebenen Tipps anwenden. Selbstverständlich sollten Sie bei einer längeren Unfruchtbarkeit oder bei körperlichen Beschwerden einen Arzt aufsuchen, um ernsthafte Erkrankungen auszuschließen.

Ich wünsche Ihnen viel Spaß und Erfolg beim richtigen Geldsparen. Ich bin mir sicher, Sie schaffen das!

Ihre Lena Hirschmann

PS: Wenn Ihnen dieser kleine Ratgeber gefallen hat, hinterlassen Sie mir doch gerne eine Rezension auf Amazon. Das würde mir viel bedeuten.

Leseprobe: Erfolgreiche Kindererziehung

Vorwort

Kindererziehung hört sich zwar einfach an, ist aber doch so schwer! Ist das wirklich so? Wir glauben, dass es die Ansprüche sind, die wir an unsere Kinder stellen; Ansprüche, die Kinder nicht erfüllen können. Unsere Maßstäbe sind sehr hoch, denn unsere Kinder sollen es besser haben als wir. Werden unsere Kinder als Erwachsene nicht so erfolgreich, wie wir es wünschen, dann haben die Kinder nicht versagt, sondern die Eltern mit ihren hohen Ansprüchen.

Warum wir Kindererziehung als schwer empfinden liegt vielleicht daran, dass wir die Rolle des Vorbilds übernehmen. Wie steht es mit unserem Selbstbewusstsein und unserer Selbstkontrolle, beides sind Zutaten, die für ein stabiles Fundament notwendig sind. Dieses Fundament ist die Basis für das spätere Leben und genau diese Basis müssen wir unseren Kindern im Rahmen der Erziehung mitgeben. Wir haben die Bezeichnung Fundament gewählt, weil diese eine Basis beschreibt, auf der jeder Mensch aufbauen kann.

Zur Erziehung gehört auch die Religion. Keine Religion sollte für Strafen missbraucht werden, sondern die Grundlage für das Leben bilden. Ob die Kinder im Erwachsenenalter die Konfession wechseln oder die Kirche verlassen, darauf haben Eltern keinen Einfluss. Doch die Grundlagen für die in der Familie bestehende Konfession sollen in die Erziehung einfließen.

Um es mal klarzustellen: Jedes Kind kommt als ein individueller Mensch mit einem eigenen Charakter und Fähigkeiten. Entsprechend muss die Erziehung aussehen. Es gibt Kinder, die in der Schule sehr gut sind, doch als Erwachsene versagen. Warum? Weil sie nie gelernt haben zu lernen und zu arbeiten. Dagegen gibt es Kinder, die mit Ach und Krach durch die Realschule kommen und später, während ihrer beruflichen Laufbahn das Lernen für sich entdecken. Diese Kinder wissen, was es heißt zu lernen und zu arbeiten; zwei Faktoren, die zum Erfolg führen.

Amerikanische Psychologen haben einige Punkte zusammengestellt, worauf bei der Erziehung von Kindern geachtet werden soll, damit sie später erfolgreich durchs Leben gehen. Unser kleiner Ratgeber kann nicht auf jedes Kind individuell eingehen. Wir haben verschiedene Merkmale berücksichtigt, die bei der Erziehung Ihres Kindes hilfreich sein können. Welche unser Tipps Sie anwenden, hängt größtenteils von den Eigenschaften Ihres Kindes ab.

Falsche Säulen der Kindererziehung

Die drei Säulen der Kindererziehung sind: Bestechung, Erpressung und Drohung. Das hört sich furchtbar an, hat sich aber schon längst in die Erziehung unserer Kinder, wenn auch unbemerkt eingeschlichen. Dieses Konzept hat sich in der Erziehung etabliert, denn wir denken: anders kommen wir nicht weiter. Und das Konzept funktioniert sogar; doch es hat keinen Bestand, jedenfalls nicht auf Dauer.

Mit Bestechung kommen wir Eltern eine Zeitlang weiter, doch vergessen wir die Intelligenz unserer Kinder. Die wissen genau, was sie tun müssen, um an die versprochenen Süßigkeiten zu kommen! Dieses Konzept hat sich selbst aus dem Rennen geworfen.

Auch die Erpressung funktioniert nur eine Weile, dann wird auch dieses Konzept wertlos. Wenn du das tust, dann darfst du den Film anschauen. Ein kurzer Anruf vom Kind an einen Freund, der nimmt den Film auf und beide schauen sich den Film am nächsten Tag an. Jede Erpressung scheitert, wenn es keinen Erpressbaren gibt.

Mit Drohungen erreichen Eltern gar nichts, außer genau dem Gegenteil! Die auf eine Drohung folgende Reaktion des Kindes bringt Eltern nicht weiter, sondern zur Weißglut. Die Folge ist: der Tag ist buchstäblich „versaut".

Besser machen

Eltern sind die Vorbilder für ihre Kinder. Die Kindererziehung klappt nur dann reibungslos, wenn sich beide Elternteile einig sind. Die Haltung beider Elternteile muss klar und konsequent sein. Kinder spüren sofort, wenn sich Mutter und Vater nicht einig sind. Diese Uneinigkeit spielen bereits Kleinkinder geschickt und mit allen Mitteln aus. Das Ende vom Lied: Die Eltern streiten sich, das Kind hat bekommen, was es wollte!

Wir sagen, Strafe führt in eine Sackgasse! Besser ist es, das Kind mit, auch für das Kind logischen Konsequenzen zu überzeugen. Diese Konsequenzen müssen jedoch im direkten Zusammenhang stehen, damit das Kind diese dem Geschehen zuordnen kann. Beispiel: Das Kind will das neue Kleid, die neue Hose in den Kindergarten anziehen. Hier hilft eine kurze Rücksprache mit der Erzieherin: mit der neuen Bekleidung darf das Kind nicht im Matsch spielen, damit die Kleidung nicht schmutzig wird. Das Kind spürt die Konsequenz für seinen Willen, in neuen Kleidern in den Kindergarten zu gehen.

Während Strafe meist unangemessen ist, bestimmt bei einer straffreien Erziehung die Realität das Maß. Hier geht es bei einem Vergehen durch das Kind nicht um das Kind als Person, sondern um den Sachverhalt. Das Kind wird in seiner Person nicht abgewertet, sondern als Person wahrgenommen. Die Erklärungen, warum das Vergehen des Kindes falsch war, erklären die Eltern dem Kind entsprechend seinem Alter. Dabei ist zu beachten, dass man von einem Kleinkind nicht erwarten kann, dass es sein falsches Verhalten versteht. Doch ist dies der erste Schritt dem Kind beizubringen, was Verantwortung für sein Tun ist und dass es diese übernehmen muss. Wichtig ist, dass Eltern dabei sachlich, ruhig bleiben und die ganze Sache wertfrei wiedergeben. Auch wichtig ist, dass das Kind spürt, auch wenn es etwas falsch gemacht hat: die Eltern lieben es!

Erfolgreiche Kindererziehung

Über eine erfolgreiche Kindererziehung gehen die Meinungen weit auseinander. Die einen Eltern wollen, dass ihr Kind einmal studiert, anderen Eltern reicht es, wenn es das Kind im Leben einmal besser hat als sie selbst. Dennoch sollten einige Punkte bei der Erziehung berücksichtigt werden; ganz nach dem Motto: Was Hänschen nicht lernt, lernt Hans nimmermehr.

Wünsche der Eltern und die Bedürfnisse des Kindes

Es gibt Eltern, die wollen, dass ihr Kind Karriere macht, eine Karriere, die ihnen aufgrund verschiedener Umstände versagt blieb. Diese Eltern werden mit Sicherheit enttäuscht werden, weil erstens das Kind die Fähigkeiten dafür nicht besitzt und zweitens, weil das Kind spätestens als Jugendlicher einen ganz anderen Weg einschlägt. Wünsche der Eltern auf das Kind projektieren kann nur fehlschlagen.

Jedes Kind kommt als eine individuelle Persönlichkeit zur Welt. Es braucht Liebe und Fürsorge, damit es sich entwickeln kann. Zu einer erfolgreichen Erziehung gehören Regeln, die Eltern und Kind befolgen. Auf Strafe kann verzichtet werden, eine sachliche Aussprache verspricht auch schon im Kleinkindalter mehr Erfolg. Zur Aussprache gehört auch, dass das Kind den verursachten Schaden wieder gutmacht, allerdings entsprechend seinem Alter.

Kindliche Entwicklung berücksichtigen

Das Kind kommt nicht „ausgelernt" zur Welt, sondern beginnt in seinen ersten Lebenstagen zu lernen. Von wem lernt es? Natürlich von den Eltern und anderen Personen, die es nach und nach kennenlernt. Für das Kind haben die Eltern eine Vorbildfunktion; was sie tun, macht auch das Kind, sicher nicht sofort, doch mit zunehmender Reife. Kinder lernen schnell, vor allen Dingen das, was sie nicht machen sollen.

Eine erfolgreiche Erziehung kommt nur dann zustande, wenn die Eltern den jeweiligen Entwicklungsstand ihres Kindes berücksichtigen. Mit einem Kleinkind ist eine Aussprache anders zu gestalten als mit einem Schulkind oder Jugendlichen.

Einige Punkte für erfolgreiche Kinder

Es gibt Faktoren bei der Erziehung, welche bei Kindern einen späteren Erfolg im Leben positiv beeinflussen. Wir haben uns einige wissenschaftliche Studien angeschaut und zehn Punkte gefunden, die wir als wichtig ansehen. Basis für unsere Auswahl war eine amerikanische Studie aus dem Jahr 2014, die sich mit der Entwicklung von Kindern befasste, die aus ärmlichen Verhältnissen kommen. Daneben haben wir die relevanten Punkte aus anderen Studien übernommen; die Studien sind bei den einzelnen Punkten aufgeführt.

1. Eltern-Kind-Beziehung

Kinder brauchen Fürsorge, das ist Fakt. Erhält das Kind in den ersten drei Lebensjahren von seinen viel Liebe und Fürsorge, macht sich dies in seinem späteren Leben bemerkbar. Es beginnt mit guten schulischen Leistungen; Leistungen, die das Kind auch im Erwachsenenalter in seinem beruflichen Werdegang erbringt. Auch wirkt die Fürsorge der Eltern auf das Kind im Erwachsenalter und seiner Partnerschaft positiv aus.

2. Sozialverhalten

Kinder, die einen Kindergarten besuchten, haben es leichter soziale Kontakte zu knüpfen, Freundschaften zu pflegen. Daneben haben sie aufgrund ihrer Kommunikationsfreudigkeit auch in akademischen Berufen Erfolg. Es ist eine Tatsache, so die Universität von Pennsylvania, dass Kinder mit sozialer Kompetenz viel seltener kriminell werden und auch auf Drogenkonsum verzichten.

Die Studie wurde von der Robert Wood Foundation finanziert. Das Ergebnis der Studie ist kurz erklärt: Kinder, die im Kleinkindalter (Kindergartenalter) ihre soziale und emotionale Kompetenz entwickeln können, eine glückliche Zukunft haben.

Der Grundstein für den Erfolg im Erwachsenenalter ist ein gesundes Sozialverhalten. Diese Fertigkeit wird im Kindesalter durch die Erziehung vermittelt und gleichzeitig wird festgelegt, ob das Kind als Erwachsener erfolgreich ist. Fehlt das gesunde Sozialverhalten, endet oft der Weg des Kindes als Erwachsener im Gefängnis oder im Drogenmilieu.

3. Berufstätige Mutter

Mütter, die berufstätig sind, haben oft ein schlechtes Gewissen ihren Kindern gegenüber. Sie befürchten, dass sie nicht genug Zeit für ihr Kind haben. Die Mutter, die den ganzen Tag zu Hause ist, sei im Vorteil. Ist das wirklich so?

Die Harvard Business School machte eine Studie mit dem Ergebnis: es ist genau anders herum. Töchter, deren Mutter außer Haus berufstätig ist, besuchen länger die Schule und erhöhen damit ihre berufliche Chance auf eine Führungsposition. Dieses bewirkt, dass sie etwa 23 Prozent mehr verdienen als diejenigen, deren Mütter die typischen Hausfrauenrollen eingenommen haben.

Bei Jungen wirkt sich die Berufstätigkeit der Mutter ebenfalls positiv aus. Als erwachsene Männer übernehmen sie mehr Verantwortung als die Jungen, welche die Mutter den ganzen Tag zu Hause hatten. Daneben kümmern sie sich vielmehr um ihre eigenen Kinder.

4. Geduld und Selbstdisziplin

Bei der Kindererziehung und vor allen Dingen, wenn diese erfolgreich sein soll, ist Geduld ein sehr wichtiger Faktor. Geduld zu haben fällt selbst uns Erwachsenen oft sehr schwer. Und doch ist Geduld eine sehr wichtige Eigenschaft, die Eltern ihren Kindern schon von frühester Kindheit beibringen sollten. Das gilt auch für Selbstdisziplin.

Eine von Professor Walter Mischel in Stanford gemachte Studie stellt dies unter Beweis. Er legte Kindern einen Marshmellow hin und sagte ihnen, dass sie diese in der nächsten viertel Stunde nicht anrühren dürfen. Wenn ihnen das gelingt, bekommen sie einen Marshmellow dazu. Die Jahre vergingen und Professor Mischel zog Bilanz. Die Kinder, die es schafften den Marshmellow während den 15 Minuten nicht anzurühren, schnitten bei den Abschlussprüfungen besser ab, waren sozial kompetenter und gingen besser mit Stress um.

5. Die Erwartungen der Eltern an ihre Kinder

Die Erwartungen, die Eltern an ihre Kinder stellen, sind in der Regel sehr hoch gesteckt. Für Kinder sind sie sehr anstrengend, doch auch für ihre Entwicklung sehr wichtig. Die University of California hat dies in einer Studie, an der 6.600 Kinder teilgenommen haben, festgestellt. Die Kinder bekamen standardisierte Aufgaben zum Lösen. Das Ergebnis war verblüffend: die Kinder, deren Eltern hohe Erwartungen an das Kind stellen, schnitten am besten ab.

6. Mathematik im Vorschulalter

Eltern, die mit ihrem Kind zählen, vermitteln ihm bereits im Kleinkindalter mathematisches Wissen und tun ihm für seinen weiteren Lebensweg einen großen Gefallen. Dies stellte eine Studie aus dem Jahr 2007 fest, die in England, Kanada und den USA durchgeführt wurde. Das frühe Vermitteln von Mathematik, wenn auch nur den Bereich des Zählens, macht die Kinder bereits vor ihrer Schulzeit mit den Konzepten der Mathematik und den Zahlen vertraut. Damit ist Mathematik kein „Angstfach" mehr, sondern eine kontinuierliche Erweiterung des Wissens aus den Kleinkindertagen.

7. Bildungsniveau der Eltern

Nicht jedes Kind kann den Ansprüchen seiner Eltern gerecht werden. Kinder, deren Eltern die Realschule oder das Gymnasium besuchten, werden aller Wahrscheinlichkeit einen ebensolchen Abschuss erreichen. Dies ergab eine Studie aus dem Jahr 2014 der University of Michigan.

Wurde die Mutter im Teenager-Alter schwanger, hat keinen Schulabschluss, hat das Kind in der Schule deutlich mehr Probleme als seine Mitschüler, deren Mütter über einen qualifizierten Schulabschluss verfügen.

8. Arm und Reich spiegelt sich im Bereich Bildung wieder

Zwischen Arm und Reich ist die Kluft sehr groß, nicht nur in anderen Ländern, sondern auch in Deutschland. Eine Studie der Stanford University hat dies belegt. Kinderarmut ist schlimm für Kinder und Eltern. Auch wenn es viele abstreiten: Es gibt in Deutschland Kinderarmut.

Eltern, die besser verdienen, haben die finanziellen Möglichkeiten, ihrem Kind eine gute Schulbildung zu ermöglichen. Die Harvard University machte bezüglich dem Bildungsunterschied eine Studie, die ergab, dass Kinder, die aus gutsituierten Familien stammen, besser lernen und erfolgreicher in Schule und Beruf sind als Kinder aus ärmlichen Verhältnissen.

9. Emotionen

Kein Mensch ist emotionslos. Dennoch sollten sich Eltern um eine emotionale Ausgeglichenheit bemühen. Gestresste Eltern richten unter Umständen mehr Schaden bei der Erziehung an. Daneben sind die Erfolgsaussichten für Kinder, deren Mütter und Väter weniger gestresst sind, bedeutend besser.

Die eigenen Emotionen im Griff zu haben ist besonders für alleinerziehende Mütter schwer, die Beruf, Haushalt und Kindererziehung unter einen Hut bringen müssen. Um Stress und die daraus resultierenden Emotionen abzubauen hilft es unter Umständen, wenn die Eltern bis zehn oder zwanzig zählen und dabei tief einatmen. Mit weniger Stress ist auch das Zusammensein mit dem Kind, dem Zuhören oder Trösten für den Elternteil leichter. Die Bowling Green State University machte eine Studie über die Erfolgs-Chancen von Kindern, deren Eltern ausgeglichen waren und von Kindern, deren Eltern dies nicht waren. Vorgestellt wurde die Studie in der „Washington Post".

10. Musik

Musik kann Seelen-Balsam sein, wenn es nicht gerade die Musik unserer Kinder ist. Kennen Sie das? Ich auch! Jede Generation hat ihre eigene Musik, Musik, welche die Eltern nicht verstehen. Das war in der Vergangenheit der Fall und wird auch in Zukunft so sein.

Schön wäre es, wenn Eltern ihre Kinder für ein Instrument begeistern könnten. Wer ein Instrument lernt und spielt, der schreibt in der Schule bessere Noten. Er ist oft auch viel ehrgeiziger als andere.

Rechtliches und Impressum

gesundheitlicher, materieller oder ideeller Art beziehen, die durch die Nutzung oder Nichtnutzung der dargebotenen Informationen bzw. durch die Nutzung fehlerhafter und unvollständiger Informationen verursacht wurden, sind grundsätzlich ausgeschlossen, sofern seitens des Autors kein nachweislich vorsätzliches oder grob fahrlässiges Verschulden vorliegt. Dieses Buch ist kein Ersatz für medizinische und professionelle Beratung und Betreuung.

Dieses Buch verweist auf Inhalte Dritter. Der Autor erklärt hiermit ausdrücklich, dass zum Zeitpunkt der Linksetzung keine illegalen Inhalte auf den zu verlinkenden Seiten erkennbar waren. Auf die verlinkten Inhalte hat der Autor keinen Einfluss. Deshalb distanziert der Autor sich hiermit ausdrücklich von allen Inhalten aller verlinkten Seiten, die nach der Linksetzung verändert wurden. Für illegale, fehlerhafte oder unvollständige Inhalte und insbesondere für Schäden, die aus der Nutzung oder Nichtnutzung solcherart dargebotener Informationen entstehen, haftet allein der Anbieter der Seite, auf welche verwiesen wurde, nicht aber der Autor dieses Buches.

1. Auflage

DiGi Generation GbR

Im Ebertswinkel 9

64625 Bensheim

Vertretung: Dr. Özgür Dagdelen, Torben Gebbert

E-Mail: hallo@digigeneration.de

48343745R00047

Printed in Poland
by Amazon Fulfillment
Poland Sp. z o.o., Wrocław